DE LA VALEUR

DE LA

PECTORILOQUIE APHONE

DANS LE DIAGNOSTIC

DE LA NATURE DES ÉPANCHEMENTS PLEURLTIQUES

PAR

Le D' Raymond TRIPIER

Médecin de l Hotel Dieu de Lyon

(Lu à la Sociéte des Sciences médicales de Lyon)

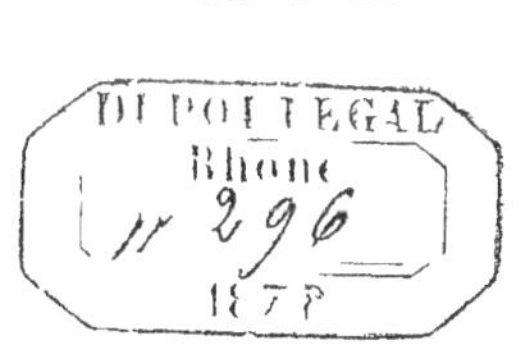

LYON

ASSOCIATION TYPOGRAPHIQUE

C RIOTOR, RUE DE LA BARRE, 12

—

1878

DE LA VALEUR

DE LA

PECTORILOQUIE APHONE

DANS LE DIAGNOSTIC

DE LA NATURE DES ÉPANCHEMENTS PLEURÉTIQUES

M. le professeur Baccelli a publié sur la pleurésie un travail
qui a eu un grand retentissement, et dans lequel il a cher-
ché à prouver que « la transmission des vibrations respiratoires et vocales, variable suivant la nature des épanchements,
fournit le critérium absolu du diagnostic différentiel (1). »
Plus le liquide épanché est dense, plus il contient de leuco-
cytes et manque d'homogénéité, moins la transmission des
vibrations sera facile. Par contre, plus le liquide sera ténu,
homogène, plus cette transmission aura lieu facilement. De
sorte que si l'on fait parler le malade à voix basse, l'auscultation de la poitrine permettra de constater dans le cas d'un
liquide séreux la transmission des mots articulés sous le nom
de pectoriloquie aphone ; tandis que dans le cas d'épanchement purulent ce phénomène fera défaut. Enfin si l'on a
affaire à un liquide séro-fibrineux, la pectoriloquie aphone
s'entendra d'autant mieux que les caractères du liquide se rap-

(1) Guido Baccelli, *Sulla transmissione dei suoni attraverso i liquidi
endopleurisi di differente natura.* (Extr. des *Arch. di medicina, chi-
rurgia e igiene*, 1875.)

procheront de l'épanchement séreux, et d'autant moins qu'ils auront de l'analogie avec ceux de l'épanchement purulent.

Cette théorie a séduit beaucoup de médecins par sa simplicité, et, je m'empresse de le dire, par les observations sur lesquelles elle était fondée, ainsi que par la juste notoriété dont jouit son auteur. C'est ainsi que quelques mois plus tard, M. Noel Guéneau de Mussy a écrit qu'il avait pu vérifier et confirmer les assertions de M. Baccelli (1). Il rapporte même en leur faveur le fait suivant :

« Un homme était entré dans un des hôpitaux de Paris pour
« un épanchement pleurétique considérable, qui datait de deux
« a trois mois et qui paraissait consécutif a une carie des côtes.
« Cette circonstance, la longue durée de la maladie, firent
« croire au médecin, dans le service duquel se trouvait ce ma-
« lade, que l'épanchement était purulent, et il songeait à faire
« immédiatement l'opération de l'empyème ; cependant, apres
« réflexion, il annonça qu'il commencerait par une thora-
« centèse. Un de mes anciens éleves que j'avais initié aux
« idées de M. Baccelli, et qui était actuellement attaché à cet
« hôpital, ausculta ce malade et constata la pectoriloquie
« aphonique dans toute la hauteur de l'épanchement ; il
« annonça a ses camarades que, si la théorie de M. Baccelli
« était vraie, il s'agissait d'un épanchement séreux. La ponc-
« tion fut faite et donna issue à un liquide sereux.

« Ce fait ne vient pas seulement a l'appui des opinions du
« professeur romain, mais il montre combien la détermina-
« tion de ce signe est simple et facile, puisqu'il a fait rectifier
« par un élève, débutant dans la carrière, l'erreur d'un pra-
« ticien consommé, erreur que, sans ce signe, et n'ayant pas

(1) Noel Guéneau de Mussy, *Quelques Considérations sur les signes physiques de la pleurésie. (Union médicale*, 1876)

« assisté à l'évolution de la maladie, il était difficile d'é-
« viter. »

Les conclusions du savant médecin de l'Hôtel-Dieu mon-
trent aussi combien les assertions de M Baccelli ont été
acceptées facilement et comment on s'est empressé d'en tirer
des deductions qui ne laissent pas de donner prise a la cri-
tique J'espere tout au moins démontrer que le signe indiqué
par M. Baccelli, pour différencier les épanchements pleurétiques, ne dispense pas d'avoir recours a la ponction avant
de faire l'opération de l'empyeme.

Lorsque parut le mémoire du professeur de Rome, je m'oc-
cupais précisément de la pectoriloquie aphone depuis que
M. Budin avait appelé l'attention sur cette question en présentant à la Société de biologie (1) une malade atteinte de
phthisie pulmonaire sur laquelle on pouvait constater la pectoriloquie aphone caractérisant des excavations pulmonaires.
M Budin avait insisté sur la supériorité de la pectoriloquie
aphone relativement a la pectoriloquie ordinaire comme signe
des cavernes. Il ajoutait « S'il n'y a ni excavation, ni indu-
« ration, on n'entend rien, si, au contraire, il existe une ca-
« verne, un bruit de souffle tres-net parvient a l'oreille à
« chaque parole prononcée. »

Je remarquais qu'effectivement l'articulation de chaque
mot donnait lieu, dans ces cas, à des bruits soufflés, saccadés,
en même temps que les mots étaient perçus distinctement
sous l'oreille Je percevais ainsi une série d'expirations courtes
et soufflantes Si cette explication était juste, je devais retrou-
ver ce phénomène toutes les fois qu'il existerait de l'expiration soufflante, quelle qu'en fût la cause. Dès lors, je cons-

(1) Budin , *Comptes rendus des mémoires de la Société de biologie*,
1873, 22 fevrier,

tatai de la pectoriloquie aphone, non-seulement dans la phthisie pulmonaire, mais aussi dans la pneumonie et la pleurésie.

J'avais donc déjà acquis la conviction que la pectoriloquie aphone était en rapport avec la présence du souffle respiratoire lorsque j'eus connaissance du travail de M. Baccelli, dont je pus immédiatement réfuter les conclusions en montrant aux personnes qui assistaient à ma visite, des malades atteints de pleurésie sans pectoriloquie aphone, bien que l'épanchement fût séreux comme on le constata par la ponction ou par l'autopsie; non-seulement je trouvais des malades porteurs d'épanchement séreux sans pectoriloquie aphone, mais je rencontrais bientôt un tuberculeux avec une pleurésie purulente et une pectoriloquie aphone manifeste.

Ces faits, en opposition complète avec ceux de M. Baccelli, me parurent incompatibles avec sa théorie, tandis que leur interprétation me sembla facile d'après les remarques que j'avais faites antérieurement. Si la pectoriloquie aphone existe lorsqu'il y a du souffle et seulement dans ce cas-là, les malades atteints d'épanchements séreux sans pectoriloquie ne devaient pas présenter de bruit de souffle, tandis qu'il devait exister chez le malade affecté de pleurésie purulente. C'est ce que je constatais effectivement.

Dès lors, je pus expliquer de la même manière comment M. Baccelli et beaucoup de médecins après lui avaient été amenés à conclure que la pectoriloquie aphone caractérise la pleurésie séreuse, tandis qu'elle fait défaut dans la pleurésie purulente. C'est que dans cette dernière affection le souffle est rare, tandis qu'on le rencontre le plus souvent dans la première forme et que les observations de ces médecins n'avaient porté que sur un nombre restreint de malades.

Depuis cette époque, les faits que j'ai observés à ce point

de vue, en très-grand nombre, ont confirmé ma manière de voir. On rencontre fréquemment la pleurésie séreuse sans souffle bronchique · or, il est facile de constater que dans ces cas la pectoriloquie aphone fait défaut. Elle existe, au contraire, dans les cas plus nombreux où l'on constate la présence du souffle, c'est-à-dire dans les deux tiers des cas environ.

C'est dans le point où le souffle a son maximum d'intensité que la pectoriloquie est le mieux perçue. Si le souffle est très-localisé, s'il se déplace, disparaît et reparaît, la pectoriloquie se comporte de la même manière. Les caractères sont en rapport avec ceux du souffle. C'est ainsi que dans les excavations pulmonaires la pectoriloquie aphone a un timbre particulier, comme l'observe avec raison M. Mermet (1). C'est parce le souffle a dans ces cas un caractère *particulier*. De même le souffle présentant dans la pleurésie de grandes variétés au point de vue du timbre et de l'intensité, la pectoriquie aphone nous offre des variétés parallèles. Parfois le souffle est très-localisé et on ne le trouve qu'en faisant tousser le malade. Les syllabes prononcées a voix basse par le malade sont alors perçues dans ce seul point sous la forme d'un chuchotement, dont les saccades sont plus ou moins brèves, tandis que si le souffle est plus intense, la pectoriloquie aphone est plus marquée, s'entend sur une plus large surface, et chaque mot est accompagné ou suivi d'un souffle Je ferai remarquer que ce dernier caractère se rapporte évidemment à ce que M Woillez a décrit sous le nom de voix soufflée et « qu'il « a pu observer dans toutes les affections dans lesquelles « le souffle respiratoire se rencontre : pneumonie, pleurésie,

(1) Mermet, *Quelques recherches sur la pectoriloquie aphone*, thèse de Paris, décembre 1876,

« tubercules (crus ou remplacés par des cavernes), gangrene
« pulmonaire, congestion du poumon, pneumo-thorax avec
« sortie facile de l'air par la fistule (1) » Toutefois, M. Woillez
ne considere pas ce phénomene d'auscultation comme ayant
une connexion constante avec la production du souffle respiratoire , car pour lui la *voix soufflée* existe seulement
lorsque « chaque articulation vocale, à voix haute ou a voix
« basse et avec chacun des différents types de voix thora-
« cique, est comme répétée apres coup par une saccade ou
« articulation soufflée qui suit l'articulation laryngienne et
« s'en sépare sensiblement » Il donne pour expliquer ce phénomène une théorie qui me paraît inadmissible et a laquelle
je préfere l'explication de M Potain qui incline a penser que
« ce bruit est identique au souffle qu'on entend dans les expi-
« rations sans parole et modifié seulement dans son rhythme
« par le mécanisme glottique. S'il n'a lieu qu'à la fin des
« phrases ou des mots prononcés très-lentement, c'est que
« pendant l'émission des sons, les bords de la glotte se tenant
« rapprochés, la depense d'air est peu considérable, tandis
« qu'elle devient plus rapide lorsque la glotte s'entr'ouvre
« pour laisser l'expiration s'achever. Suivant que cet écarte-
« ment s'opere immédiatement apres l'émission du son vocal
« ou avec un léger retard, on conçoit que le bruit de souffle
« puisse succéder avec un intervalle variable aux dernières
« syllabes prononcées. »

Cette explication de la voix soufflée est très-rationnelle, et
l'on peut se rendre compte ainsi des modifications qu'elle peut
présenter suivant les caractères du souffle D'ou je conclus
que la *voix soufflée* de M. Woillez est une des formes de la

____

(1) Woillez, *De la voix soufflée* Bulletin de la Societé medicale des
hôpitaux, Paris 1864.

pectoriloquie aphone qui peut présenter, notamment dans la pleurésie, autant de variantes que l'égophonie. On sait, en effet, d'apres la définition de Laennec, que « l'égophonie con-« siste dans une résonnance particulière de la voix qui « accompagne ou suit l'articulation des mots , il semble « qu'une voix plus aigue, plus aigre que celle du malade et « en quelque sorte argentine, frémisse à la surface du pou-« mon ; elle paraît être un écho de celle du malade plutôt que « cette voix elle-même. »

Ce phénomène particulier de la voix paraît donc se produire tantôt avec l'articulation des mots , tantôt immédiatement apres En outre, beaucoup de malades n'ont pas d'égophonie proprement dite Aussi Laennec, et apres lui la plupart des auteurs, ont-ils admis de nombreuses variétés d'égophonie qui attestent les modifications variables que peut présenter la résonnance des mots prononcés a haute voix. Donc on peut admettre parfaitement qu'il en est de même pour les mots prononcés a voix basse (1) Enfin, comme dans la pleurésie sans souffle, il n'existe pas d'égophonie, de même aussi il n'y a pas de pectoriloquie aphone dans ces conditions.

La pectoriloquie aphone indique la présence du souffle res-

____

(1) J'observe dans ce moment à l'Hôtel-Dieu un malade atteint de rhumatisme articulaire aigu avec pleurésie double Comme il arrive ordinairement dans ces cas l'épanchement est plus abondant d'un côte que de l'autre A gauche, le souffle et l'egophonie ont les caracteres classiques, tandis qu'à droite le souffle est peu marqué et les modifications de la voix sont peu appréciables. Or, la pectoriloquie aphone offre des caractères paralleles , à gauche elle est très-marquée et chaque syllabe est accompagnée d'un véritable souffle, tandis qu'à droite on ne perçoit qu'un chuchotement peu prononcé Ces caractères variables de la pectoriloquie aphone en rapport avec les caractères de souffle peuvent ainsi être constatés chez le même malade,

piratoire dont les caractères seulement peuvent être variables. Ce signe pourra donc être utilisé pour la recherche du souffle. J'ajouterai que c'est un signe important dans les cas douteux, car il est plus facile à saisir que les modifications de la haute voix lorsque le souffle est très-peu marqué.

Nous avons vu, d'une part, que la pectoriloquie aphone ne dépend pas du mode de transmission des sons à travers certains liquides, puisque nous avons pu rencontrer le phénomène dans des cas où la composition du liquide était très-différente ; et, d'autre part, que la pectoriloquie dans ses diverses variétés est sous la dépendance du souffle. Par conséquent la fréquence plus ou moins grande de la pectoriloquie aphone, dans les différentes formes de pleurésie, doit être attribuée aux conditions encore incomplètement connues qui déterminent la présence ou l'absence du souffle.

On admet généralement que le souffle pleurétique reconnaît pour cause l'imperméabilité et la condensation d'une portion du parenchyme pulmonaire, et qu'il fait défaut lorsque l'air ne pénètre pas ou pénètre difficilement dans les bronches, soit par la compression trop grande du poumon, soit par l'obstruction des bronches par des mucosités.

C'est dans la pleurésie aigue avec épanchement peu abondant qu'on rencontre le plus fréquemment du souffle, et par conséquent la pectoriloquie aphone. Si l'épanchement augmente, la pectoriloquie aphone peut cesser d'être entendue dans les parties les plus déclives, mais cela ne tient pas à ce que le liquide est devenu plus dense a ce niveau, comme le supposent M. Guéneau de Mussy et M Mercadier (1), c'est uniquement parce que le souffle n'est plus perçu aussi bas.

(1) Mercadier, *De la pectoriloquie aphone dans la pleurésie* Th. de Paris, août 1876.

L'épanchement, tout en restant séreux, peut augmenter au point que tout bruit de souffle a disparu, et alors on n'entend plus nulle part la pectoriloquie aphone. Il arrive parfois qu'a ce moment le liquide devient purulent et que la pectoriloquie fait défaut. Ce que nous avons observé précédemment montre que ce n'est pas la nature du liquide qui est en cause, mais que c'est encore l'absence du bruit de souffle. Les épanchements purulents sont souvent abondants et compriment le poumon de telle sorte que le bruit de souffle ne peut pas avoir lieu

C'est déjà une des raisons pour lesquelles la pectoriloquie aphone a été considérée comme caractérisant la pleurésie purulente. Il est des circonstances, cependant, où le souffle persiste avec un épanchement très-abondant, séreux et même purulent L'interprétation de ces faits peut fournir matière à discussion, mais céla importe peu pour la these que je soutiens Dans ces cas, la pectoriloquie aphone existe Par contre, on observe des épanchements pleurétiques peu abondants qui ne donnent pas lieu au bruit de souffle et ou, par conséquent, la pectoriloquie aphone n'est pas perçue. C'est ce qu'on voit ordinairement lorsque le liquide est purulent; souvent, lorsqu'il est sero-fibrineux et moins souvent lorsqu'il est simplement séreux Pourquoi le souffle ne se produit-il pas dans ces cas? L'abondance de l'épanchement ne peut plus être mise en cause, car le poumon reste en partie perméable D'autre part, je ne m'occupe pas des faits dans lesquels il y aurait trop peu de liquide pour déterminer le souffle. Je suppose un épanchement moyen analogue pour la quantité de liquide aux épanchements séreux qui s'accompagnent du souffle respiratoire Les auteurs passent en général cette circonstance sous silence, et en s'en tenant aux causes de l'absence du souffle qu'ils indiquent d'une manière générale, il ne reste plus qu'à supposer une oblitération des bronches par des mucosités ou de toute autre manière C'est ainsi qu'on peut rencontrer, surtout chez des vieillards, un souffle pleurétique peu intense, plus ou moins masqué par des râles bronchiques, mais ordinairement on retrouve les traces du souffle et de la pectoriloquie aphone après avoir fait tousser le malade Quant aux cas de compression des bronches par des ganglions ou par d'autres tumeurs, ils sont relativement rares. Restent tous les autres cas pour lesquels aucune explication n'a été fournie.

Il résulte de mes autopsies qu'un épanchement enkysté n'a jamais donné lieu a un souffle respiratoire, quelle que fût la nature du liquide épanché Or, c'est ainsi que j'ai trouvé le plus grand nombre des épanchements purulents et séro-fibrineux en question Il est plus rare de rencontrer des épanchements séreux parfaitement enkystés.

Enfin il est un certain nombre de pleurésies, notamment de pleurésies séreuses, qui ne sont pas enkystées, dans lesquelles il est difficile d'expliquer l'absence du souffle. Je n'ai pas encore observé des faits de ce genre en assez grand nombre pour avoir une opinion arrêtée a cet égard Cependant, d'apres deux autopsies faites récemment, je serais porté à croire que des adhérences pleurales, et d'une maniere générale toutes les causes gênant la dilatation du thorax, peuvent empêcher la production du souffle respiratoire C'est tres-vraisemblablement en agissant de la sorte que les épanchements enkystés ne donnent pas lieu au souffle, et par conséquent a la pectoriloquie aphone. En faveur de cette hypothèse, j'ajouterai qu'au niveau des épanchements enkystés les bruits respiratoires font défaut et que la dilatation de la poitrine pendant l'inspiration est notablement diminuée. Lorsqu'il y a seulement des adhérences, on constate encore ce dernier

symptôme et la respiration est toujours plus ou moins affai-
blie Enfin, lorsque le souffle existe, il augmente ordinairement par les mouvements respiratoires exagérés, et s'il est
faible, on peut remarquer que ces mouvements sont plus
ou moins restreints.

Je résume cette note par les conclusions suivantes :

On ne peut pas admettre avec M Baccelli que la pectoriloquie aphone est un critérium absolu pour le diagnostic de
la nature des épanchements pleurétiques, et que sa présence
indique toujours un liquide séreux, tandis que son absence
est le signe certain d'un épanchement purulent. On rencontre
en effet assez souvent des épanchements séreux sans pectoriloquie aphone, et ce phénomene d'auscultation existe quel-
quefois dans la pleurésie purulente.

La pectoriloquie aphone est sous la dépendance du souffle
respiratoire. Elle se rencontre ou fait défaut suivant que le
souffle existe ou manque. Elle est produite par une série
d'expirations plus ou moins soufflantes correspondant à l'articulation des mots. Enfin, elle présente des variétés de siége,
d'intensité, etc , constamment en rapport avec les caractères du souffle.

La pectoriloquie aphone est plus fréquemment observée
dans les pleurésies séreuses que dans les pleurésies purulentes,
parce que les premières présentent plus souvent du souffle que
les secondes. Mais si le souffle fait défaut dans les premières,
on ne perçoit pas la pectoriloquie aphone, et si on le rencontre dans les secondes, on est certain de trouver aussi la pectoriloquie. Donc, la densité et les autres caractères du liquide
épanché ne sont pour rien dans la présence ou l'absence du
phénomène en question.

La recherche des causes du souffle respiratoire permettra de trouver celles de la peçtoriloquie aphone.

On admet généralement que la condensation d'une partie du parenchyme pulmonaire produite par un épanchement moyen est favorable à la production du souffle qui est, au contraire, empêché lorsqu'il existe un obstacle à l'entrée de l'air, soit par obstruction des bronches, soit par compression trop grande du poumon lorsque l'épanchement est très-abondant. Mais si l'on peut ainsi se rendre compte de la présence ou de l'absence du souffle dans un grand nombre de cas, il reste encore à expliquer comment le souffle fait défaut dans les épanchements moyens sans obstruction des bronches. Je pense que dans la plupart de ces cas, il s'agit d'épanchements enkystés, notamment pour les pleurésies purulentes et séro-fibrineuses ; et il résulte de mes observations que les sujets sur lesquels j'ai constaté des épanchements enkystés n'avaient pas présenté de souffle respiratoire. Il y a encore un certain nombre de pleurésies séreuses sans obstruction des bronches, avec épanchement moyen non enkysté et sans souffle. J'ai de la tendance à croire que dans ces cas l'absence du souffle peut être mise sur le compte d'adhérences pleurales ou de toute autre cause gênant les mouvements respiratoires. C'est, du reste, à cette cause mécanique qu'il faut attribuer vraisemblablement l'absence du souffle dans les épanchements enkystés. A l'appui de cette manière de voir, je rappellerai le rôle important que joue la dilatation plus ou moins grande de la poitrine lorsque le souffle existe, au point de vue de son intensité. En effet, il est naturel de supposer que la cause dont l'action est aussi marquée sur le degré du souffle a également une influence sur sa production.

Les conditions dont dépendent la présence et l'absence du souffle qui viennent d'être examinées sont les mêmes qui décident de la présence et de l'absence de la pectoriloquie aphone.

Ce phénomène d'auscultation a surtout de l'importance pour la recherche du souffle qu'il décèle parfois lorsqu'il est peu prononcé ; mais il n'a qu'une *valeur très-relative* dans le diagnostic de la nature des épanchements pleurétiques. On peut donc conclure encore avec Chomel que *dans les pleurésies, il n'y a que des signes de présomption sur la nature du liquide et point de certitude.*